L'ART DE MAGNÉTISER

ou

DE SE GUÉRIR MUTUELLEMENT.

Paris. — Imp. de Pommeret et Moreau, 42, rue Vavin.

L'ART

DE

MAGNÉTISER

OU DE

SE GUÉRIR MUTUELLEMENT

PAR GÉRARD,

CENT-GARDE.

—∞—

PRIX : 50 CENTIMES.

—∞—

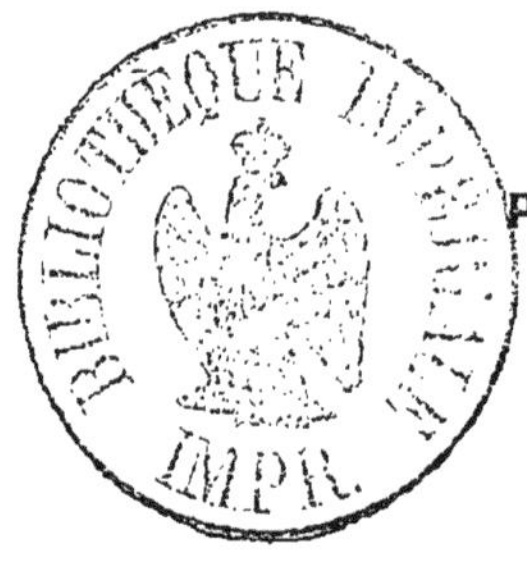

PARIS

DENTU, ÉDITEUR, AU PALAIS-ROYAL,

GALERIE D'ORLÉANS, 15.

1858.

A

SA MAJESTÉ NAPOLÉON III

EMPEREUR DES FRANÇAIS.

Sire,

Les moments de loisir que me donne le service de Votre Majesté, m'ont permis de m'occuper d'une science qui a pour but de guérir ceux qui souffrent, je veux parler du Magnétisme.

Tout homme doit faire un peu de bien sur la terre ; vous Sire, vous en faites beaucoup, car vous êtes tout puissant, mais moi, votre humble sujet, je me contente de porter mes services dans quelques mansardes, et d'adoucir d'obscures souffrances ; j'aime à me livrer à l'étude de cette science dont le développement doit être si utile à l'humanité.

Chaque jour j'apprécie davantage l'efficacité des moyens qu'elle met dans les mains de l'homme laborieux et plein de zèle. C'est pourquoi j'ai écrit ce livre pour donner à tous le désir et la facilité de m'imiter et de me surpasser par le bien qu'ils pourront faire.

Cet ouvrage est un simple exposé de l'art magnétique ; je n'ai pas cherché à l'agrandir par le récit des cures qu'ont obtenues plusieurs hommes instruits et honorables, ni à le faire briller par l'esprit ; je ne l'aurais pu sans doute, mais d'ailleurs ce modeste ouvrage, destiné à être lu par tous, doit être simple comme la vérité dont il est l'écho.

Je supplie donc humblement Votre Majesté Impériale d'en accepter l'hommage et de m'autoriser à le publier, ce sera permettre au progrès de faire un pas.

Je suis avec le plus profond respect,

Sire,

De Votre Majesté,

Le garde le plus fidèle et le plus dévoué serviteur,

GÉRARD,

Cent-garde.

PRÉFACE.

—

Le but de cet ouvrage étant purement philantropique, je ne parlerai que de la théo-rie du Magnétisme, et non des nombreuses cures qui ont été faites jusqu'à ce jour. Les récits de ces faits, quoique émanant de gens loyaux, ont toujours été contestés par les gens sceptiques ou plutôt de mauvais vouloir qui aiment mieux nier la vérité que de chercher à la connaître. Qu'il me soit permis cependant de dire ceci : Lisez, apprenez, essayez, et je laisse à chacun, après avoir agi, le libre arbitre de sa foi.

Je suis certain que celui qui se conformera en tout point à mon exposé ne tardera pas à voir disparaître tous ses doutes; la croyance doublera sa force; alors viendra l'amour de cet art précieux; puis un jour, regardant en arrière, il sera étonné du chemin qu'il a fait.

Mais il ne faut pas qu'il s'abuse; qu'il regarde en avant, et il verra qu'il a à peine franchi les premiers obstacles. Au reste, pour réussir, je crois qu'il faut un noble cœur et de bonnes qualités, l'homme dur aurait peu de chance. Mais aussi quelle douce joie pour celui qui, doué d'une excellente nature, peut prodiguer ses soins à un frère, à une sœur, à un être aimé, le voir revivre sous sa main, le voir vivre de sa vie! quel doux passe-temps de l'employer au bien! Cette source est inépuisable, car vous avez l'inconnu devant vous; notre science aujourd'hui est à son début.

Cherchez et vous trouverez, a dit le Christ, cherchons donc, nous avons le champ libre, nous trouverons!...

GERARD.

DU MAGNÉTISME.

Qu'est-ce que le magnétisme?... Pour le moment ne voyons que le magnétisme médical.

Le magnétisme est l'art d'apaiser la douleur, de la guérir, et surtout de se préserver d'une maladie.

Pour magnétiser une personne malade, il faut nécessairement être soi-même en parfaite santé, avoir une entière confiance dans l'agent magnétique, de l'énergie, une volonté constante, un recueillement profond, un silence absolu, en un mot CROIRE ET VOULOIR ; tout cela bien observé, il faut se placer en face de la personne de manière à la dominer, étendre la main vers son cou, puis la descendre doucement jusqu'à l'épigastre, c'est-à-dire le bas des côtes, les doigts légèrement écartés, s'approchant de huit à dix centimètres environ ; relever ensuite la main vers le point de départ, le bras toujours souple et sans se presser ; continuer avec l'autre main lorsqu'on se trouve fatigué. On ne tarde pas à sentir un léger picotement au bout des doigts, signe évident qu'il en sort *quelque chose* ; c'est ce que nous appelons fluide magnétique : ce fluide est absorbé par la personne qu'on magnétise.

Je cite un exemple, un fait qui n'est pas contesté : Un vieillard d'une faible santé, couchant avec un jeune homme sain et plein de vigueur, ne tarde pas à se ressentir de l'heureuse influence de ce voisinage et à bien se porter aux dépens du jeune homme, qui à son tour perd infailliblement une portion de ses forces.

Il se dégage donc, et sans que sa volonté y soit pour rien, une force de l'un absorbée par l'autre.

Un magnétiseur près d'un malade se trouve dans le même cas; et nous avons de plus l'énergie de notre volonté qui vient jouer un grand rôle en concourant au déplacement du fluide vital. Il est nécessaire, pour que notre volonté soit entière, qu'elle ne puisse être contrariée par une volonté de même force. Il faut donc que l'un soit complétement passif et l'autre actif. Quand on magnétise un malade, on est dans cet état, l'un donne avec énergie, l'autre reçoit avec bonheur.

Aussitôt que les picotements arrivent et que l'action commence, vous saturez de votre fluide magnétique la poitrine du malade qui ne tarde pas à ressentir une oppression légère, de la difficulté dans la respiration. Alors pénétrez-vous bien de votre puissance, regardez sa figure et saisissez-en les moindres signes; fouillez avec votre pensée jusque dans son sein, comme si vous touchiez avec vos doigts; écartez-en le principe malade pour le remplacer par une dépense de votre santé. Pourquoi magnétiser la poitrine, me direz-vous, si les jambes sont malades?...

Parce que la poitrine étant le réservoir de notre corps, nous devons l'emplir pour nous en servir selon le cas. En effet, le fluide que nous avons déposé dans un endroit, peut à volonté se déplacer.

Un bras est-il malade, nous le prenons du réservoir et nous le conduisons vers cette partie; souvent même il s'y trouve conduit par une absorption instinctive du besoin.

Nous en trouvons la preuve dans l'électricité, dont tout le monde aujourd'hui connaît les effets. Lorsqu'une personne se fait électriser, elle ressent toujours le principe électrique et la commotion dans la partie la plus faible de son organisation.

Comment peut-on nier le fluide magnétique?... Ne sommes-nous pas formés de parties solides, liquides et fluides? Il est vrai que les deux premières sont visibles, mais

la troisième, quoique invisible, n'en existe
pas moins.

C'est pourquoi, par la manière d'être de
notre constitution, si les parties solides et
les liquides sont quelquefois malades, les
fluides peuvent l'être aussi, et faire souffrir
les organes qui en sont les récipients.

Dans une fièvre, n'est-ce pas un principe
morbifique qui vous abat? Dans le choléra,
n'est-ce pas le fluide qui se trouve vicié? Je
dirai plus, dans presque tous les cas ce
sont les fluides qui abattent les solides;
comment ne guérit-on pas l'un par l'autre?
Si vous mettez de l'eau dans un demi-verre
de vin, ce vin n'aura plus la même force; si
vous donnez un fluide sain à un fluide malade, il subira le même changement.

A force de mettre de l'eau dans le verre,
il s'emplit, se répand, puis il ne tarde pas
à subir une transformation complète; de
même le fluide malade recevant toujours,
déborde par les pores naturels, et se trouve,

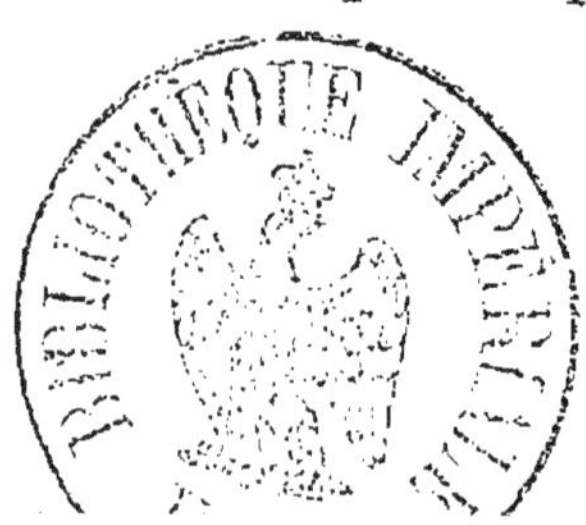

après plusieurs magnétisations, complète-
ment changé.

De tous les temps, le magnétisme a été
connu, sous un autre nom, il est vrai, mais
les effets n'en étaient pas moins les mêmes.
Les uns étaient attribués à la sorcellerie, à
la magie, d'autres aux miracles ; mais tous
n'en découlaient pas moins d'une seule et
même source.

La plupart des novateurs, dans les reli-
gions, n'ont fait des adeptes que par certaines cures qu'ils attribuaient à leurs divinités,
et qui n'étaient dues qu'aux attouchements,
à l'imposition des mains, au magnétisme
enfin...

Les anciens ne l'ont pas ignoré, et le système de Pythagore en est une preuve. A ce
sujet, je ne veux émettre aucune opinion, et
je laisse à chaque magnétiseur la perspec-
tive de l'inconnu. Qu'il étudie avec con-
science, il se convaincra lui-même de la foi
qui doit lui naître d'un travail agréable pour
lui et utile à tous.

Il y a divers modes de magnétisations :
le plus naturel est le meilleur; encore M. le
baron du Potet est-il arrivé à le simplifier
d'une manière à être donné à tous et reçu
par *tous*. Ce mode est loin du système de
Deleuse et de Puységur, qui avaient admis
le contact; mais cette manière de magnétiser convenait à peu de personnes, car en ou-
tre qu'il était peu agréable au magnétisé, il
était souvent préjudiciable au magnétiseur
qui, après avoir débarrassé le malade d'une
maladie, s'en trouvait atteint à son tour.

Cependant les maladies n'étant pas toujours les mêmes, le mode de magnétisation
doit quelquefois changer; il faut donc s'en
rapporter à son instinct ou plutôt à l'expé-
rience, qui est une bonne maîtresse, quelquefois, magnétiser localement, ou encore
se servir d'une insufflation chaude ou froide,
magnétiser aussi des pieds à la tête pour
rétablir une circulation ou faire passer une
crise.

Voyez si le magnétisme n'est pas le remède naturel donné à l'homme pour se soulager.

Recevez-vous un coup, par instinct vous y portez la main, et ne quittez le mal que lorsqu'il est en partie dissipé. Par instinct encore, vous soufflez sur une brûlure quelconque pour en faire cesser la douleur.

Le fluide agissant sur le fluide, pourquoi n'agirait-il pas également sur le sang? Les nombreuses expériences faites jusqu'à ce jour ont prouvé qu'il s'étendait même aux solides, et qu'on obtenait par ce moyen des modifications très-grandes. Par un bain de pieds chaud, n'attirez-vous pas le sang vers la partie inférieure? au contraire, par un bain de pieds froid, ne le faites-vous pas remonter? Par une insufflation chaude, vous attirez également le sang, par une insufflation froide, vous le faites retirer. D'où provient le mal de tête, si ce n'est de l'afflux du sang qui s'y porte en plus grande quantité que d'habitude et comprime les organes de la sensibilité ? Par des insufflations froides et des passes faites vivement, vous remettez le sang dans son centre ; il reprend sa circulation ordinaire, et le mal cesse. Étudiez la nature, vous vous donnerez un peu de confiance, et vous arriverez, dans une marche ascendante, à guérir les maladies réputées incurables par nos habiles docteurs.

Magnétiser n'est donc pas le synonyme d'endormir, comme beaucoup de personnes le croient, mais bien l'art d'apporter de la vitalité aux parties qui en manquent. Il nous est pourtant nécessaire d'examiner les différentes phases du sommeil, à cause de l'immense avantage que nous en pouvons tirer.

DU SOMMEIL.

Il y a plusieurs manières d'obtenir le sommeil ; la plus naturelle est celle-ci : après avoir saturé la poitrine, vous élevez la main du cou à la hauteur des yeux ; après l'y avoir laissée quelques secondes, vous magnétisez la tête, depuis la naissance du nez jusqu'au menton, vous arrêtant quelquefois vers les yeux, tenant la main fixe ; vous ne tardez pas à voir de légers clignotements, puis de plus forts ; puis enfin le globe de l'œil convulsé et les paupières closes, vous faites alors quelques passes de la tête à la poitrine afin d'équilibrer la tête avec le corps. Souvent on est obligé de faire les passes jusqu'aux pieds, afin de faire cesser l'agitation qui en résulte ou la crise s'il s'en déclare une. Ces accidents disparaissent alors pour faire place à un sommeil tranquille. Quelquefois on n'obtient qu'une légère somnolence, et parfois l'éclosion seule des paupières a lieu sans aucun sommeil ; mais on peut aussi obtenir un sommeil profond, qui n'est pas de la même nature que le sommeil ordinaire, et qui, pour tout autre que le magnétiseur, deviendrait léthargique. Dans cet état, le patient doit céder, non à des lois hors de la nature, quoi qu'on en dise, mais à d'autres moyens qu'aux lois établies par des hommes, et qu'ils ont déclarées infranchissables. Ce qui fait aujourd'hui la difficulté du magnétisme à triompher, c'est parce que CERTAINES GENS, QUI SE CROIENT SEULS SENSÉS, ne veulent s'occuper que de choses sérieuses ; car, pour eux, nos connaissances ne sont que des utopies, puisqu'elles ne reposent pas sur des lois connues et approuvées par l'Académie.

Erreur profonde : la nature n'a pas de bornes ; rien ne lui est impossible. Que l'on dise que tel ou tel mouvement est plus dans ses habitudes, mais qu'on n'aille pas mettre un point où s'arrête l'œil, et qu'on dise *tout est là !...* Non, tout n'est pas là ; franchissez ce point, et marchez dans l'immensité de l'inconnu ; là seulement le désir insatiable de l'homme trouvera sa nourriture.

Dans un temps heureusement passé, le soleil, disait-on, tournait autour de la terre ; on a reconnu l'erreur, et on sait qu'il ne tourne aujourd'hui que sur lui-même.

Plaise à Dieu qu'un jour nos académiciens, mettant un frein à leur incroyable avidité d'opposer des digues à la nature, fassent un retour sur eux-mêmes, et, comme les astronomes, admettent ce qu'ils cherchent aujourd'hui à combattre.

Il faut dire cependant, pour leur rendre justice, que beaucoup de ces messieurs, semblables à Galilée, nient avec la conviction, et persistent malgré cette *conviction*, quoiqu'ils n'aient ni pape ni inquisition à craindre.

Revenons aux effets du sommeil. Une personne endormie du sommeil magnétique cède à toutes les impulsions données par le magnétiseur; il l'attire, la repousse, en un mot joue avec elle comme si elle faisait partie de son propre corps, mais lui seul a cette puissance sur son sujet, preuve palpable qu'il agit sur une partie de lui-même, et donnée par lui.

Pour obtenir le réveil, vous dégagez la tête par une insufflation froide ou par quelques passes en travers, n'oubliant jamais que la volonté doit toujours agir. Vous remettez le patient dans son état naturel en faisant quelques passes du cou aux extrémités; de cette manière, on obtient ordinairement le réveil; mais si malgré cela le sommeil dure, il faut que le magnétisé change de pièce, car il se trouve d'une nature trop sensible, et c'est le fluide répandu autour de lui qui le maintient dans cet état de torpeur.

Quelquefois encore on est obligé de recourir à une autre personne, placer sa main dans la main du malade et dégager sur elle le fluide qui persiste à rester, mais ce cas est très-rare.

Il peut arriver aussi, lorsque vous magnétisez une personne par trop nerveuse, que vous obteniez des crises, mais il faut les éviter en employant moins de force dans votre magnétisation, en faisant des passes dans toute la longueur du corps, et si, malgré ces précautions, une crise se déclare, prenez sa tête à deux mains et soufflez fortement dessus, ne perdant jamais votre sangfroid quoi qu'il arrive. Règle générale, on ne doit jamais chercher le sommeil pour obtenir une guérison.

Cependant, dans un cas grave, et lorsque vos connaissances en médecine ne suffisent pas pour vous rendre compte de la gravité du mal, vous devez avoir recours au sommeil, d'où naît le somnambulisme. Je parle de connaissances en médecine, car ce traité étant pour tous, il est évident que le docteur tirerait du magnétisme un bien plus grand avantage que celui qui n'a aucune notion de l'anatomie, et de quelques médications générales qui servent et abrègent souvent de longues et pénibles magnétisations.

C'est dans ce but que la Société du magnétisme tente de faire reconnaître cette belle science par l'Académie.

Elle nous semble indispensable à la médecine, et, selon nous, elle devrait en être une des branches principales.

Il est à regretter qu'un moyen aussi puissant de guérison soit méconnu, et qu'il faille qu'il parte du faible pour arriver au fort ; mais un cheveu même a son ombre ; chaque individu a sa valeur et peut être utile à ses semblables. Apprenons donc tous, afin qu'un jour ceux qui devraient nous instruire nous-mêmes et nous guérir par cet art l'apprennent et soient sauvés par nous.

Pour obtenir ces heureux résultats, examinons le somnambulisme et fortifions-nous
afin de vaincre l'ignorance et le doute par
l'évidence même!...

DU SOMNAMBULISME.

On appelle somnambule toute personne qui, étant endormie du sommeil magnétique, voit, marche, parle et entend par l'ordre de son magnétiseur. Cette faculté s'acquiert et se perfectionne à l'infini; quelquefois on l'obtient naturellement, c'est-à-dire après une première magnétisation. Il est des personnes qui exigent une longue persévérance, mais ces dernières sont souvent les meilleures ; souvent aussi on n'arrive au somnambulisme qu'après trois mois de magnétisations qui doivent, autant que possible, se renouveler tous les jours et aux mêmes heures. Les nombreuses expériences faites jusqu'à ce jour nous démontrent que le somnambule ne voit pas par ses yeux, n'entend pas par ses oreilles.

Ses sens semblent s'être engourdis pour faire place à une perfection beaucoup plus parfaite; on dirait qu'ils se sont réunis et qu'ils prêtent leur concours au sens que le magnétiseur interroge afin de lui donner toute l'étendue de leurs facultés intellectuelles.

Cette croyance nous paraît logique, puisqu'il est démontré que les aveugles ont beaucoup plus de faculté sensitive que ceux qui jouissent de la faculté de voir, soit que n'étant pas distraits par la vue leur sensibilité se développe davantage, soit que la nature les dédommage de la perte d'un sens en perfectionnant les autres.

Quoi qu'il en soit, le somnambule ne voit rien par lui-même et ne porte sa pensée que sur l'objet désigné par celui qui l'a mis dans cet état.

Parmi les magnétiseurs, les spiritualistes croient que le somnambule ne voit et n'entend que par les facultés de l'âme : celle-ci, semblable à un médium, se servirait de son enveloppe pour se faire comprendre par signes ou par paroles.

Cela peut se faire ainsi, mais, faute d'éclaircissements, la question n'est pas résolue.

Chacun croit avoir la vérité pour soi ; attendons, le temps décidera, et les circonstances fixeront l'opinion de ceux qui cherchent la lumière de bonne foi.

Pour avoir une idée du somnambulisme, ou plutôt une idée de ses facultés, examinons le somnambule naturel, que nous appellerons *noctambule* pour ne pas le confondre avec celui qu'endort le magnétisme. Cet homme ne se lève-t-il pas, ne parle-t-il pas ; en un mot, ne fait-il pas dans le sommeil tout ce qu'il fait à l'état de veille ?... Il fait souvent mieux, car on a vu des gens

bien maladroits quand ils veillent, faire
dans le noctambulisme des choses prodi-
gieuses ; et qui sait jusqu'où s'étendent
leurs pensées, et quelle est la portée de
leur vue? Nul ne peut s'en assurer, car si
nous leur parlons, leur sommeil cesse et
leurs facultés s'éteignent. Maintenant, examinons le somnambule, et nous compren-
drons l'avantage qu'il y a d'opérer sur une
personne qui ne dort que par notre volonté,
à laquelle nous parlons, que nous consul-
tons, et que nous faisons agir à notre gré en
augmentant ses facultés de notre propre intelligence.

On peut donc connaître par le magnétisé
une foule de choses ; on peut surtout, comme
je l'ai déjà dit, se servir de lui pour se perfectionner dans l'art médical.

Les réponses que vous obtiendrez en le
consultant seront toujours claires, si vous
interrogez d'une manière claire, précise,
compréhensible ; mais ayez soin de ne pas

fatiguer votre sujet, dans les premières expériences surtout.

Pour le maintenir bon, il faut en user
modérément.

Chaque somnambule semble avoir sa spé-
cialité : l'un possède au suprême degré l'art
médical ; d'autres se transportent à des dis-
tances très-éloignées sans même voir ce qui
les entoure.

Quelques-uns ont la faculté de découvrir
des choses perdues ou volées, mais les plus
nombreux ne voient que ce qui les regarde
personnellement et leurs magnétiseurs dans
ce qu'ils ressentent ou ce qui touche les
personnes mises en rapport avec eux.

Mais pourquoi ces différentes manières de
voir ne sont-elles pas les mêmes chez tous,
puisque les sens sont les mêmes et que l'organisation est à peu près pareille? Il faut
que l'âme y soit pour quelque chose.

Pourquoi n'aurions-nous pas la même âme? me direz-vous. Nous avons tous, il est vrai, une âme de même nature, impalpable et d'essence divine qui, ayant la même origine, devrait avoir peut-être les mêmes qualités ; mais il faut croire que Dieu, tout en créant notre âme, a donné à l'une la force, à l'autre le courage ou l'intelligence, mais à aucune la perfection, la faisant seulement entrevoir dans une partie de ses créatures rassemblées pour montrer son éternelle puissance.

D'ailleurs c'est peut-être la construction diverse du corps humain qui fait la différence de nos sentiments et la diversité de nos opinions.

Si par des soins assidus nous parvenons à doter un être d'une qualité nouvelle, si nous agrandissons le domaine des arts et des sciences, pourquoi ne pas tenter de perfectionner la médecine, en la dotant de tout ce qui se rattache à son art, en lui four-

nissant de nouveaux moyens, moyens presque certains d'être utiles à l'espèce hu-
maine, affligée par tant de maux ? C'est
dans le somnambulisme et le magnétisme bien dirigés que ces avantages se
trouvent.

La raison, aidée de l'instruction, saura les
y trouver.

Le magnétisme et le somnambulisme ont
toujours existé ; l'un n'était que la consé-
quence de l'autre ; mais ils ne furent dévoi-
lés qu'au XVIIIe siècle, par Mesmer, docteur
allemand, qui passa sa vie à compulser les
archives des temps anciens. Il en retrouva la
trace, l'étudia, la développa, et fit une
science exacte et publique de ce qui n'avait
toujours vécu que dans l'ombre, invention
occulte, ayant ses miracles comme ses vic-
times, et n'étant connue que des chefs de
castes, lesquels, semblables aux francs-ma-
çons, qui ne dévoilent leurs mystères qu'à
leurs initiés, ne révélaient qu'à leurs suc-

cesseurs ce qu'ils avaient appris du magnétisme et du somnambulisme.

Je vais vous parler de l'écrit qu'un heureux hasard fit tomber entre les mains de
Mesmer; il avait été composé par un docteur indien dans une langue antique et sa-
vante.

En voici le sens :

« Comme notre grand Dieu nous échauffe
et nous remplit de sa puissance quand il se
montre, de même l'homme peut agir sur
l'homme.

« Il doit se mettre en face dans un lieu
sombre et silencieux, étendre les mains vers
lui et vouloir! Alors, le charme commence,
vous ferez et déferez ce que vous voudrez.
Lorsque vous serez animé du saint désir de
la foi de nos dieux, vous aurez une partie
de leur pouvoir, et vous produirez la mort
aussi bien que la vie.

« Mais vous ne pourrez rien produire de

visible sur les ennemis du feu sacré, car il
semble les méconnaître ; mais ses plus chers
favoris et les élus qu'il aime vous feront en-
tendre sa volonté, vous répéteront le passé,
vous diront le présent et vous prophétise-
ront l'avenir.

« Faites ici le serment de ne jamais dé-
voiler le secret du grand-prêtre à aucun
profane, quel qu'il soit...

« C'est la volonté des dieux. »

Dans ce temps-là, quiconque manquait à
son serment était offert aux dieux en holo-
causte, afin d'être purifié de son parjure.
C'est sans doute depuis ce temps que l'on
dit que le feu purifie tout ; mais ce mode de
purification fit que cette science resta si
longtemps cachée.

Depuis, on a brûlé, non seulement ceux
qui divulguaient ces secrets merveilleux,
mais aussi ceux qui s'y attachaient, qui y
croyaient, qui, fidèles aux serments, con-

servaient le silence et passaient pour sor-
ciers.

Une fois sur cette route, il était difficile
d'échapper aux jugements iniques et aux
flammes.

Maintenant, les hommes dévoués qui sen-
tent que le magnétisme est un bienfait pour
l'humanité et qui s'efforcent d'en dévelop-
per les avantages n'ont plus à craindre ces
persécutions, mais l'ignorance, la mauvaise
foi les accusent de folie. Il faut s'en conso-
ler, cette injustice passera comme tout passe
sur cette terre.

Ce parchemin, noirci par le temps et re-
trouvé comme par la volonté de Dieu, fut
pour Mesmer, qui s'était déjà occupé de
l'attraction des métaux, une pierre philoso-
phale; il devina dans ce peu de lignes tout
un monde.

Il est vrai que ce monde qu'il rêvait est
encore dans l'enfance; mais il grandit tous
les jours, et quoiqu'il soit bien humble et

bien modeste, quand l'heure aura sonné, il se redressera géant; et ceux qui le méconnaissent et le repoussent admireront sa puissance et les trésors de santé qu'il apporte, et gémiront de l'avoir connu si tard.

PRINCIPES A SUIVRE.

Toute personne, homme ou femme qui s'adonne au magnétisme, doit bien se pénétrer de la tâche qu'elle s'est imposée.

Elle doit non seulement chercher à guérir, mais à répandre la lumière par ses démonstrations et à conquérir des prosélytes par l'efficacité de ses moyens.

Le charlatanisme promet beaucoup et donne peu, dit-on avec raison ; il faut l'exclure entièrement. Soyez modeste, n'abusez jamais, dans aucun cas, de votre puissance; sachez la conserver en vous rendant maître de toutes les passions. Soyez prudents ; ne vous attachez qu'au bien, et n'ayez qu'un but, le soulagement et la guérison des maux de vos semblables.

Magnétisez toujours ouvertement, en présence de témoins, surtout les personnes du

sexe; il peut quelquefois survenir un acci-
dent fâcheux, et il est bon d'avoir un se-
cours immédiat.

Du reste, on peut magnétiser avant ou
après avoir mangé sans courir aucun risque :
avant, le magnétisme éveille l'appétit; après,
il facilite la digestion et donne ordinairement de la gaîté pour le reste du jour.

On obtient aussi de très-bons résultats
sur des personnes endormies du sommeil
naturel, ce qui donne de la confiance dans
la foi nouvelle, car on sait que les effets ne
sont produits que par la magnétisation, et
non par l'ennui ou la monotonie d'un geste,
comme beaucoup de personnes le préten-
dent.

Afin de se fortifier dans cette science et
puiser des développements que je n'ai pu
renfermer dans ce livre trop restreint, j'en-
gage ceux qui veulent connaître à fond cette
science, à lire le *Journal du Magnétisme*,
qui les mettrait au courant de toutes les ex-

périences nouvelles et des cures qu'on a faites dans le courant du mois.

J'invite aussi ceux qui obtiendraient quelque guérison ou quelque fait digne d'être connu, d'en faire part à M. le baron du Potet, qui constaterait ces faits dans son journal ; en voici l'adresse : Paris, rue Beaujolais, 5, Palais-Royal.

M. du Potet est aussi l'auteur de l'*Etudiant magnétiseur*, ouvrage excellent et résumé de quarante années de travail ; aussi est-il notre guide, notre père et le flambeau du magnétisme, et nous ne pouvons bien faire qu'en marchant sur ses traces.

Lorsque vous aurez fait un pas dans cette belle science, vous ne pourrez plus vous arrêter ; des milliers de faits naîtront sous votre main ; toutes les phases de la vie se dérouleront à vos yeux.

Les effets simples vous surprendront par le bien que vous obtiendrez ; le sommeil causera une révolution dans vos doutes, le

somnambulisme dépassera l'idée que vous
vous en étiez faite ; l'extase vous ravira, et
vous resterez étonné devant ce que vous aurez
produit vous - même. La catalepsie vous
épouvanterait si vous n'étiez prévenu qu'elle
s'obtient par le magnétisme et qu'elle dis-
paraît de même ; cet état se produit, comme
l'extase, par votre volonté.

On peut sans craindre arriver jusqu'à
l'extase, état ravissant, ineffable pour la
personne magnétisée et pour vous-même,
heureux du bien que vous produisez ; mais
la catalepsie est la mort momentanée du
corps, et il y aurait un danger imminent de
la produire. Dans cet état, la vie du patient
tient à un fil dont le bout est dans vos
mains ; la moindre imprudence peut le rom-
pre, ne cherchez donc jamais à produire de
tels effets.

La catalepsie partielle n'a pas à redouter
un résultat si terrible, car on peut sans danger paralyser un bras, une jambe ; mais il

en résulte toujours après la démagnétisa-
tion une grande et pénible lassitude pour le
magnétisé ; c'est pourquoi il vaut mieux s'en
abstenir, à moins qu'on y soit contraint
par le besoin d'une opération nécessaire à
la santé du malade. Travaillez donc sans
perdre courage, vous qui avez confiance, et
vous atteindrez le but le plus digne de
l'homme, celui d'être utile à l'humanité
tout entière ; puis un jour, dans votre
longue course à travers tant de prodiges,
vous rencontrerez des faits encore incon-
nus.

Les tables tournantes et dansantes, dont
on a tant parlé, ne vous étonneront plus, et
ce que l'on prend aujourd'hui pour une rail-
lerie et une dérision sera pour vous une
étoile propice, et vous arriverez à vous rendre compte de tout ce que vous ne pouvez
comprendre aujourd'hui.

Ne craignez point l'opinion du vulgaire.
En général, on rit de ce qu'on ne sait pas

ou de ce qu'on ne comprend pas; mais laissez dire les sots, le savoir a son prix; rira bien qui rira le dernier, dit le proverbe; tout n'est pas rose dans ce monde; les meilleures inventions ont eu leurs détracteurs. La vaccine n'a-t-elle pas été longtemps repoussée? elle a encore bien des ennemis.

Soyons honorés des nôtres; ils rient, ils ne croient pas. Plaignons-les et continuons nos études, ayant foi dans le présent et espoir dans l'avenir. Notre siècle, je dois dire notre pays, est frondeur. Ne voyons-nous pas tourner en ridicule les *médiums* que l'Amérique admire? Mais le temps est un grand maître; la vérité se fait jour, et les passions haineuses qui voulaient l'étouffer tombent et s'éteignent.

Un jour, plaise à Dieu que ce jour arrive bientôt, le magnétisme aura son trône parmi les sciences, et les peuples dont il guérira les maux rendront grâce aux martyrs qui se seront dévoués pour en rassembler les vestiges épars et faire triompher sa sainte cause.

FIN.

Paris. — Imp. de Pommfret et Moreau, 42, rue Vavin.